DIE GEBURT

Idee:
Christophe Hublet

Text:
Emilie Beaumont
Hélène Grimault

Illustrationen:
Catherine Ferrier

Übersetzung aus dem Französischen
von Claudia Jost

FLEURUS VERLAG

Mama bekommt ein Baby!

Mama ist schwanger. Neun Monate lang wächst ein Baby in ihrem Bauch heran. Zunächst sieht man noch nichts, aber kurz vor der Geburt ist ihr Bauch so rund wie ein Ball.

Eine Schwangerschaft ist immer eine große Neuigkeit für die ganze Familie. Jeder stellt sich vor, wie das Leben mit dem Baby sein wird.

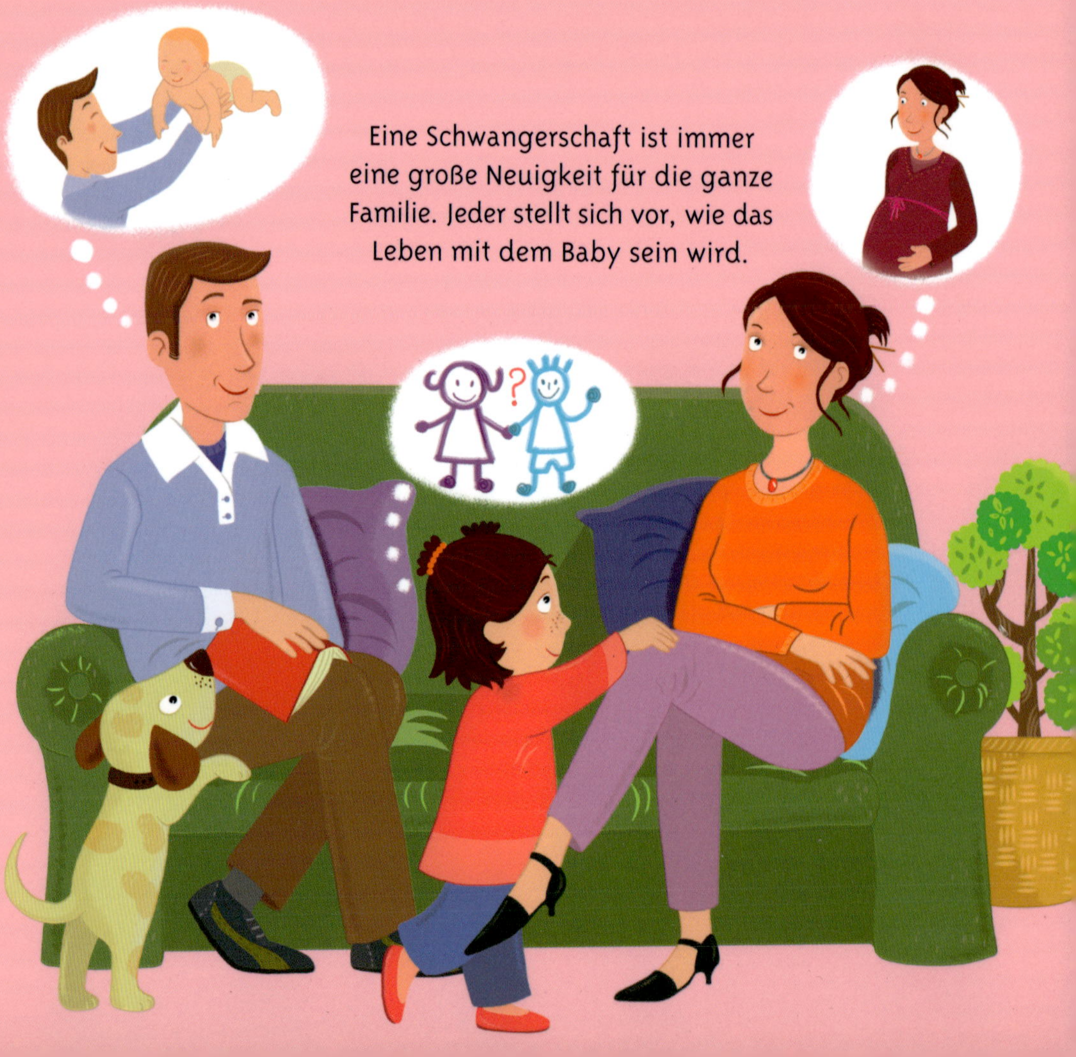

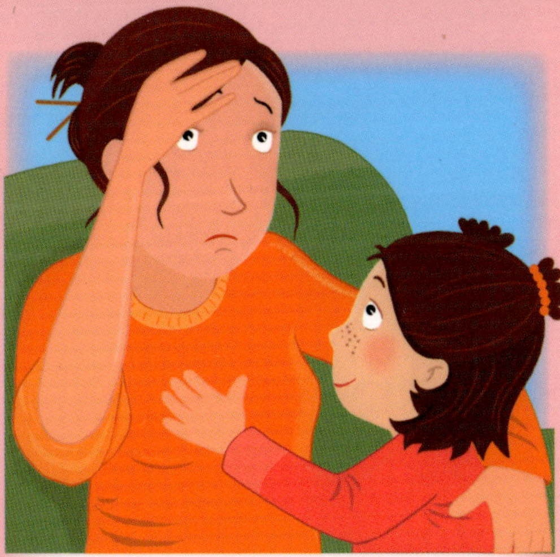

Zu Beginn wächst Mamas Bauch noch nicht, aber ihr Körper verändert sich, damit das neue Baby heranwachsen kann. Deshalb ist sie oft müde.

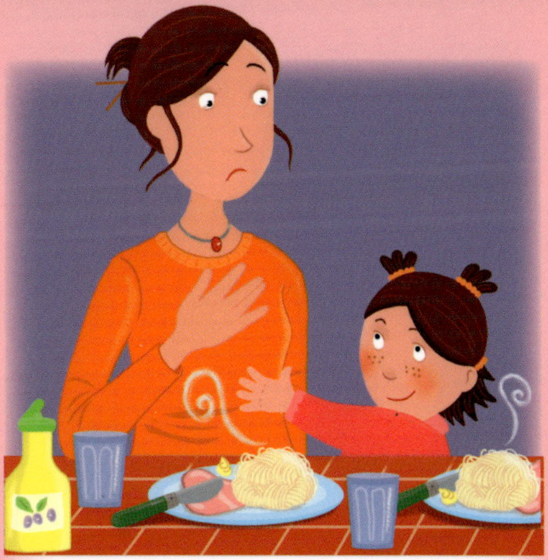

Mama reagiert jetzt oft komisch: Sie kann plötzlich manche Gerüche nicht mehr ertragen, noch nicht einmal ihr Lieblingsparfum.

Mama hat einen Schwangerschaftstest gemacht, um sicher zu sein, dass sie ein Baby erwartet. Dann hat ein Arzt, ein Gynäkologe, sie untersucht und ihr die Schwangerschaft bestätigt.

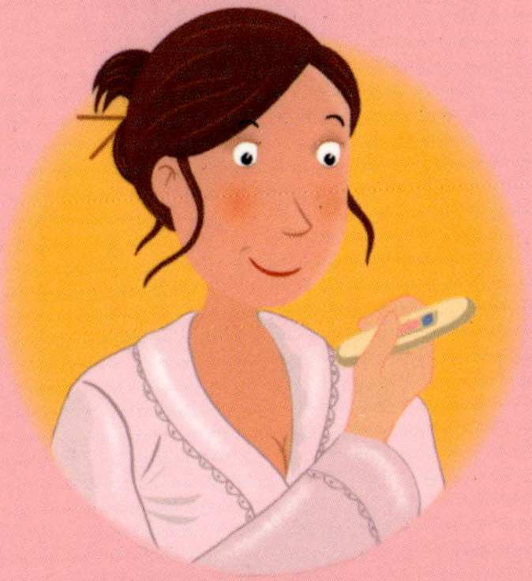

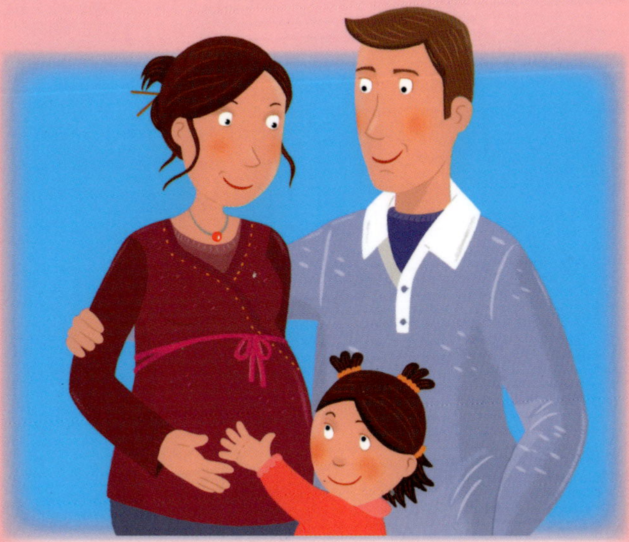

Die Haut am Bauch dehnt sich, wenn das Baby wächst. Das ist gut so, denn Mamas Bauch wird immer dicker.

Wie entsteht ein Baby?

Dazu braucht man einen Papa und eine Mama, die sich sehr lieben. Beide besitzen winzig kleine Keimzellen. Die von Papa heißen Samenzellen und die von Mama Eizellen. Wenn eine Samenzelle auf eine Eizelle trifft, entsteht ein Baby.

Um ein Baby zu zeugen, umarmen sich Papa und Mama zärtlich und Papa führt seinen Penis in Mamas Scheide ein. Dabei wandern die Samenzellen aus Papas Penis in Mamas Scheide.

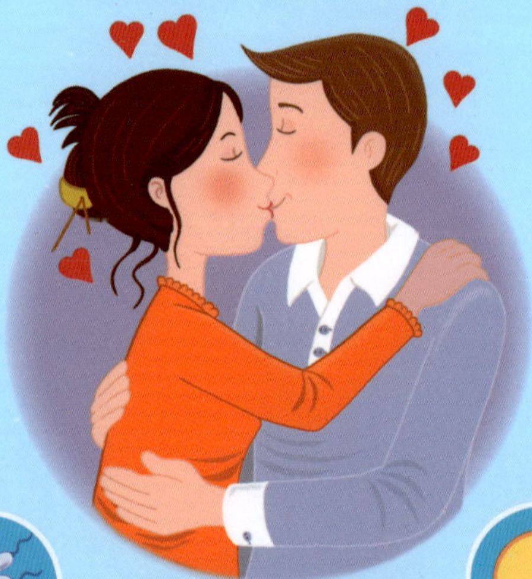

Die Eizelle von Mama befindet sich ganz unten im Bauch, aber nur für zwei bis drei Tage im Monat. Dort trifft sie dann auf die Samenzellen von Papa.

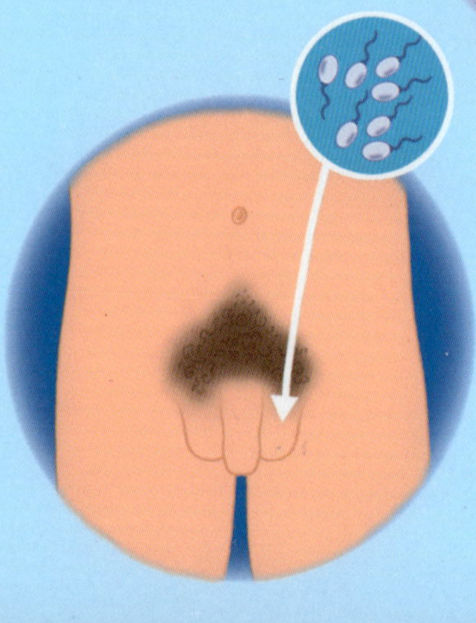

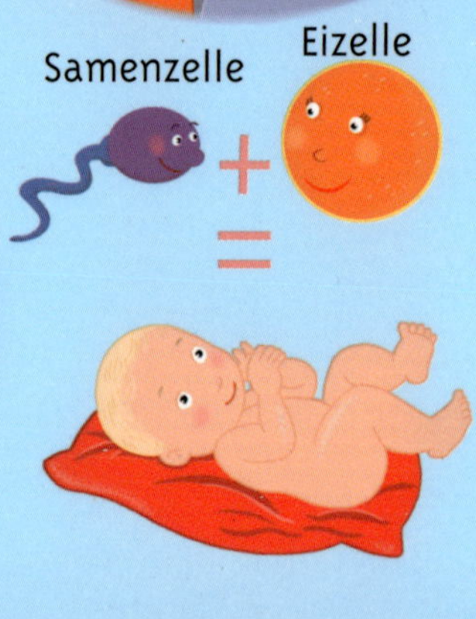

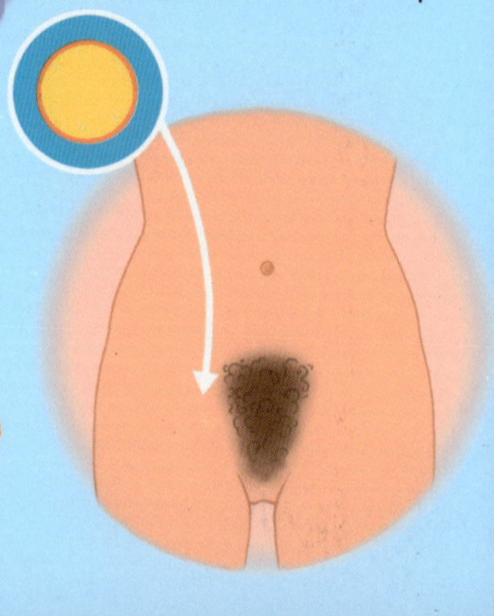

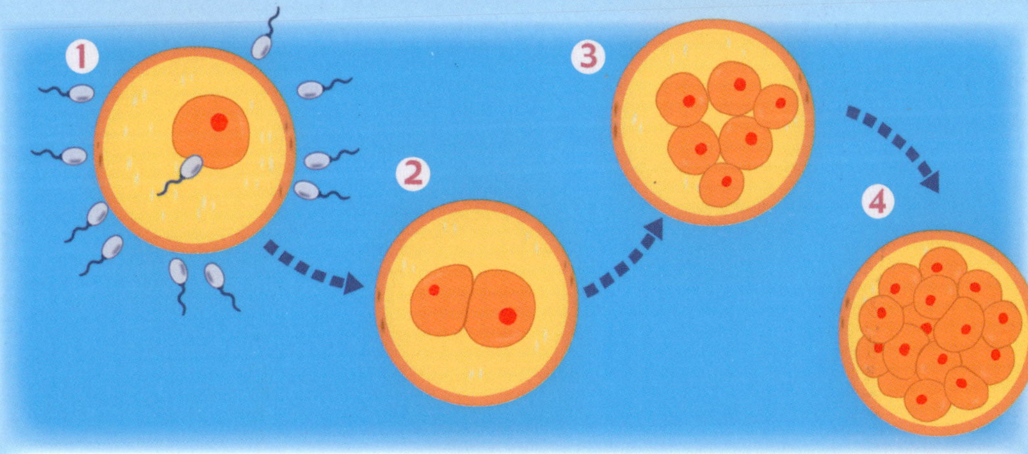

Nur eine einzige Samenzelle von vielen, die von Papas in Mamas Körper wandern, trifft auf eine Eizelle von Mama. In Mamas Bauch teilt sich die Eizelle in zwei Zellen, dann in vier, in acht usw. Nach einigen Tagen bildet das Ei eine kleine Kugel. Es ähnelt noch überhaupt nicht einem Baby, sondern eher einer Himbeere!

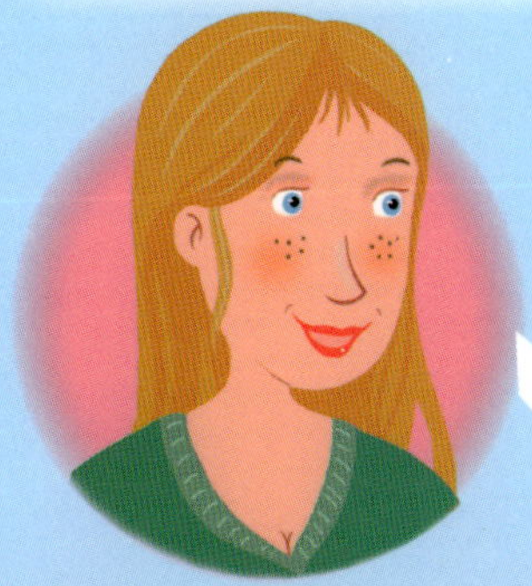

Mama und Papa vererben ihrem Kind viele ihrer Eigenschaften: Größe, Haar-, Augen-, Hautfarbe usw. All diese Eigenschaften mischen sich und es entsteht ein ganz neuer, einzigartiger Mensch.

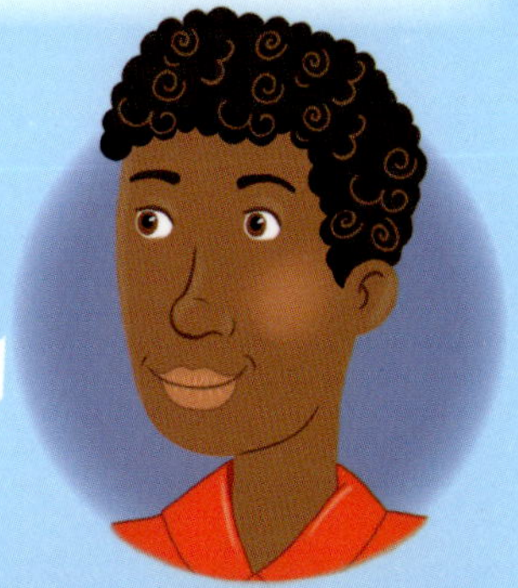

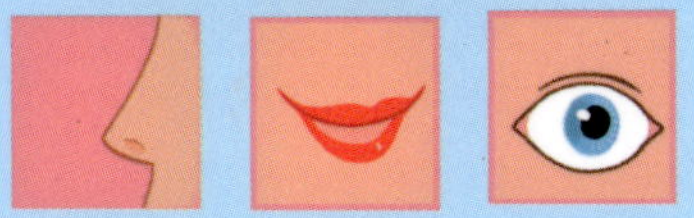

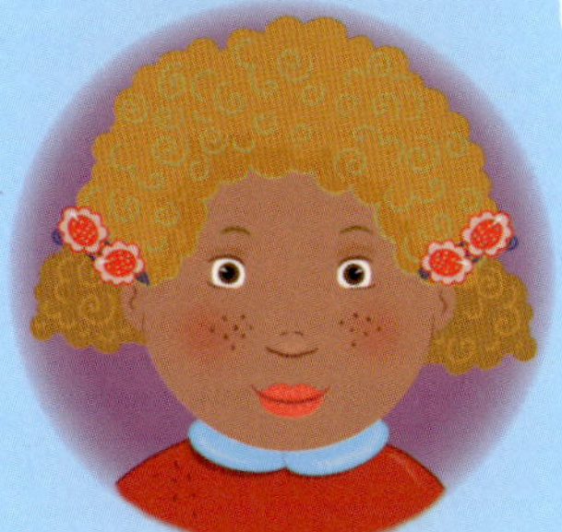

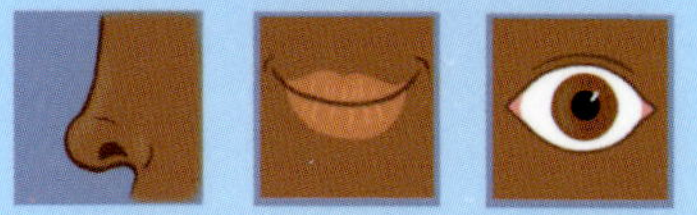

Von seiner Mutter hat dieses Mädchen die Haarfarbe und die Form der Nase geerbt.

Von seinem Vater hat es die Kraushaare, die Lippen und seine braunen Augen.

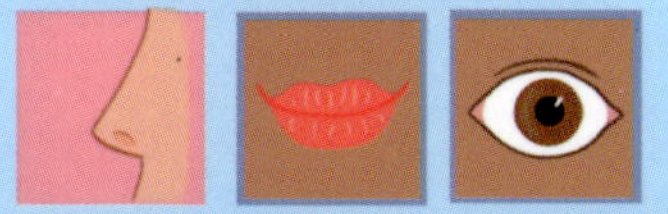

Das Baby wächst heran

Die ersten Monate im Bauch der Mutter sind für das Baby ganz wichtig, denn in dieser Zeit verwandelt sich das Ei in einen kleinen Menschen. Mama geht oft zum Arzt und lässt kontrollieren, ob auch alles in Ordnung ist.

Am Ende des 1. Monats hat das Baby gerade mal die Form einer weißen Bohne, aber sein Herz schlägt schon. Mit zwei Monaten ist es so groß wie eine Nuss.

Im 3. Monat hat es einen großen Kopf und einen ganz kleinen Körper. Es kann seine Arme und Beine bewegen.

Im 4. Monat schlägt es Purzelbäume. Jetzt wachsen seine Haare und Nägel. Seine Haut ist von einem feinen Flaum bedeckt. Die meiste Zeit schläft es.

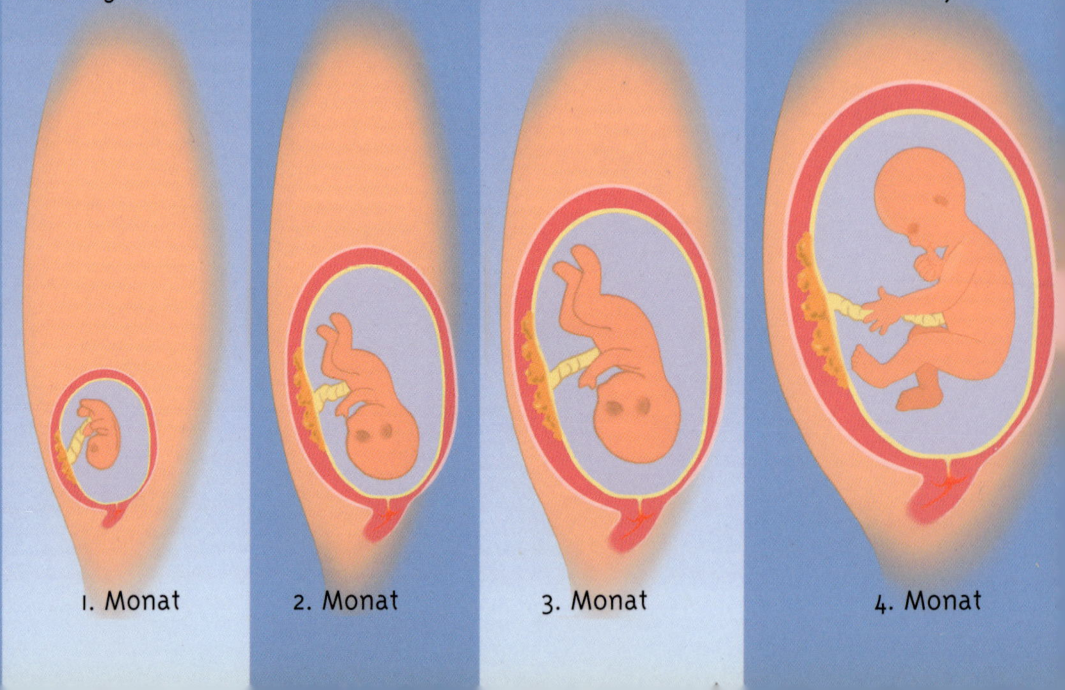

In den letzten Schwangerschaftsmonaten wächst das Baby nur noch. Es kann sich nicht mehr viel bewegen, weil es kaum noch Platz hat. Einige Wochen vor der Geburt legt es sich normalerweise mit dem Kopf nach unten und bleibt so bis zum 9. Monat, wenn es geboren wird.

Im 5. Monat ist das Baby schon gut gewachsen. Es hat Haare, Wimpern und Augenbrauen. Es bewegt sich viel und nuckelt schon am Daumen. Zu diesem Zeitpunkt kann der Arzt manchmal bei der Ultraschalluntersuchung sehen, ob es ein Mädchen oder ein Junge wird.

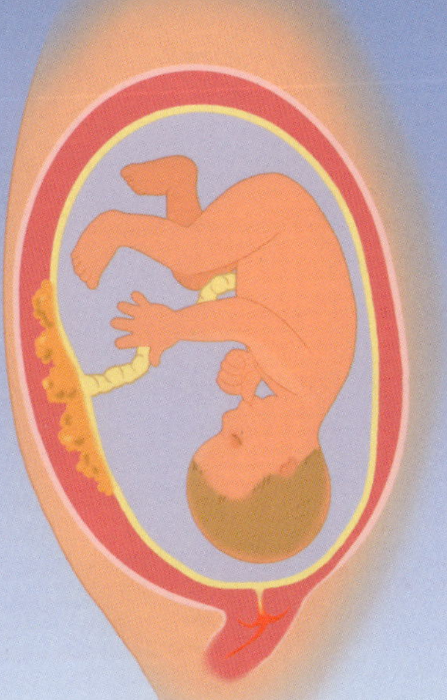

5. Monat

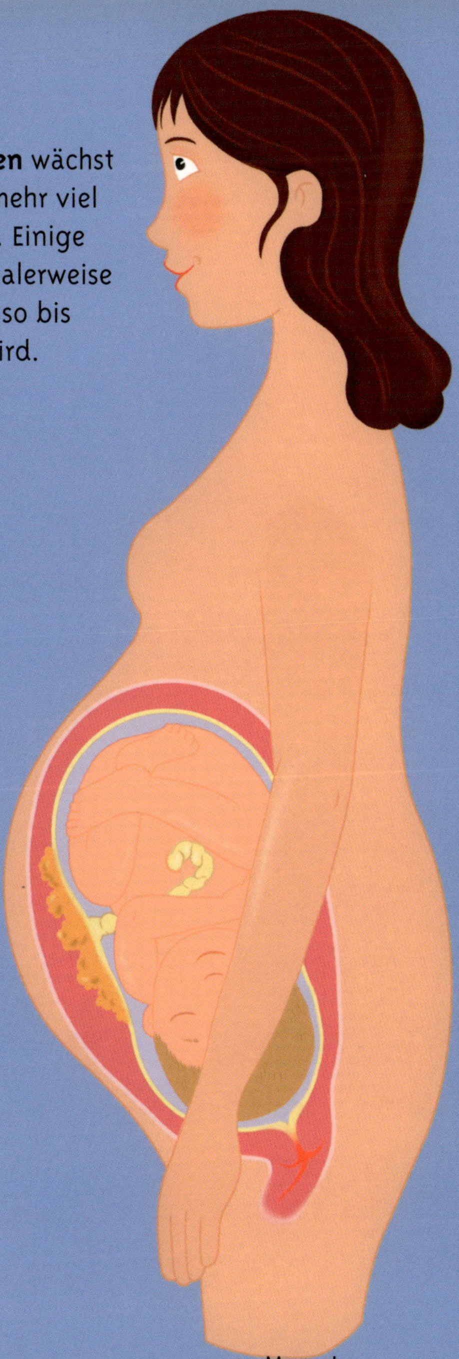

9. Monat

In Mamas Bauch

Das Baby bleibt neun Monate in Mamas Bauch. Dort ist es warm und kuschelig. Neun Monate sind eine lange Zeit. Das Baby entwickelt sich in der Fruchtblase. Das ist eine Art Sack, der mit Flüssigkeit gefüllt ist. Diese schützt das Baby auch vor Stößen und lauten Geräuschen.

Bei der Ultraschalluntersuchung fährt der Arzt mit einer Art Kamera über Mamas Bauch und kann das Baby auf einem Bildschirm sehen.

Mithilfe des Ultraschallgeräts kann der Arzt nachschauen, wie sich das Baby entwickelt. Manchmal kann er sehen, ob es ein Mädchen oder ein Junge wird.

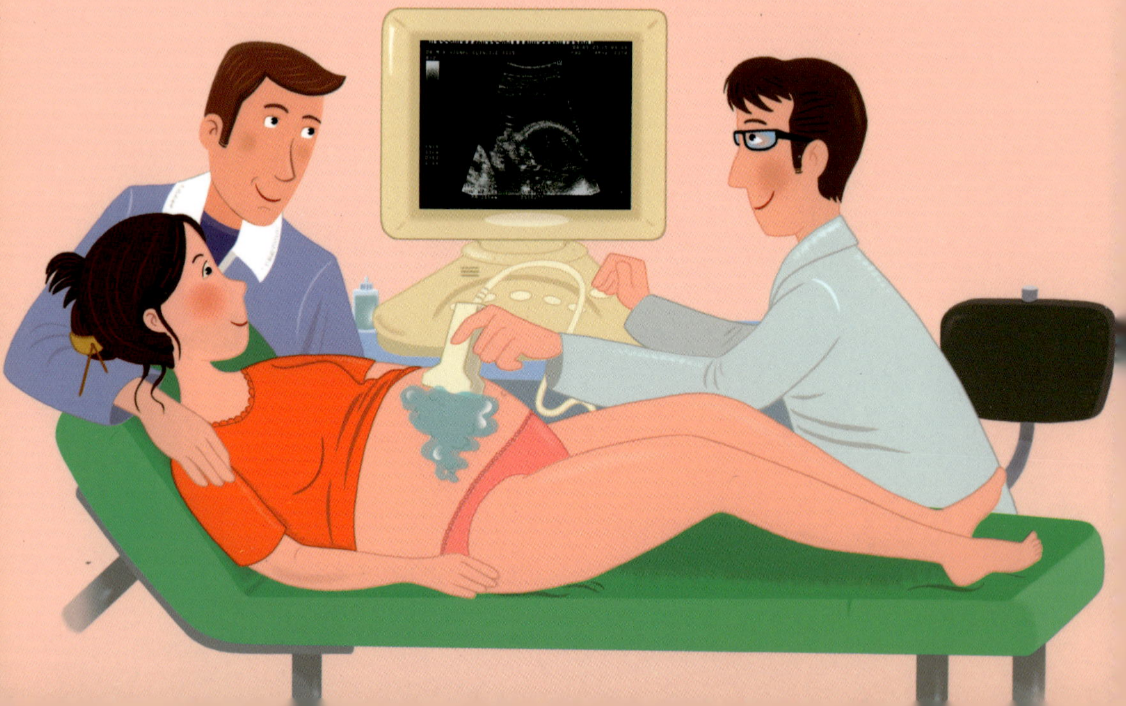

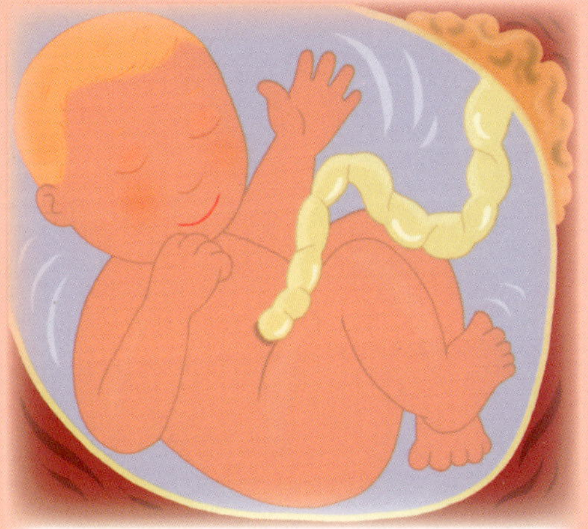

Über einen langen Schlauch, die Nabelschnur, ist das Baby mit der Mutter verbunden. So gelangen Sauerstoff und Nährstoffe in sein Blut.

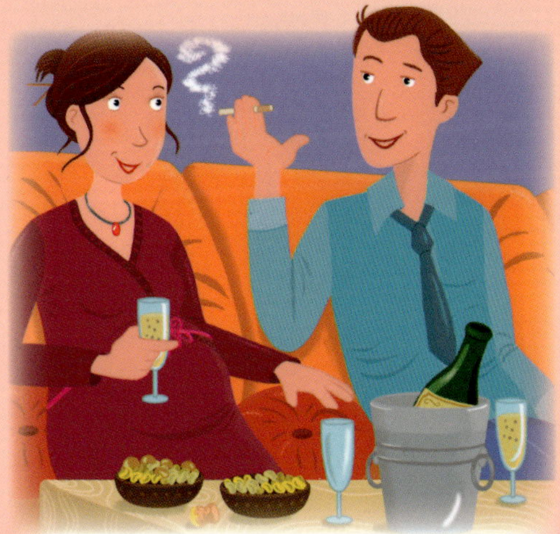

Mama darf nicht rauchen und auch keinen Zigarettenrauch einatmen. Sie darf keinen Alkohol trinken, weil alles ins Blut des Babys gelangt.

Der Arzt gibt den Eltern ein Ultraschallbild mit. Das Foto ist etwas undeutlich, aber Mama und Papa sind ganz begeistert.

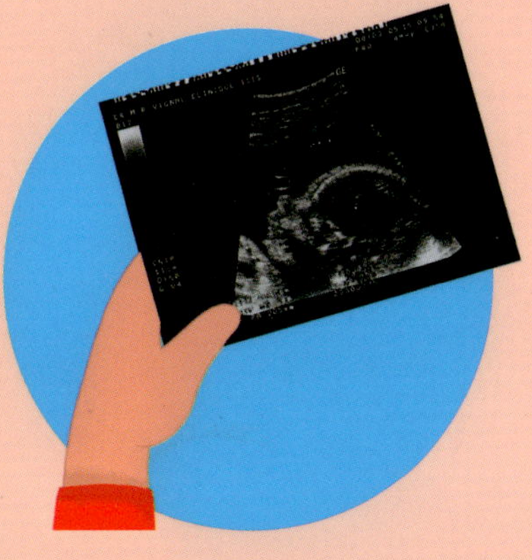

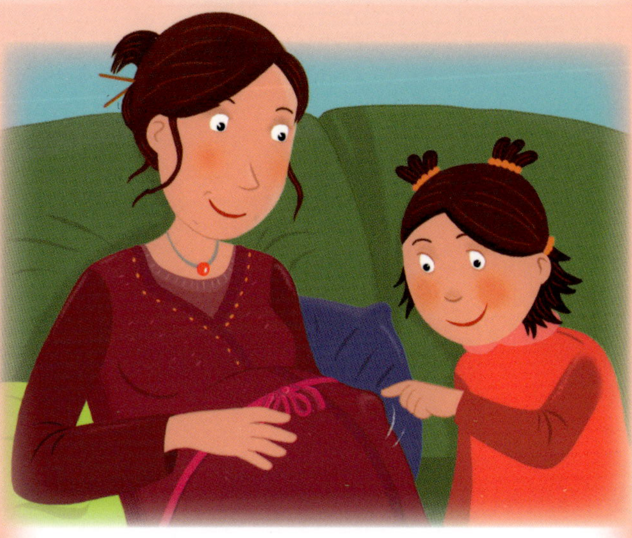

Von Monat zu Monat bewegt sich das Baby mehr. Wenn du eine Hand auf Mamas Bauch legst, kannst du fühlen, wie das Baby mit den Füßen tritt.

Das Baby hört und fühlt

In der Mitte der Schwangerschaft haben sich die Ohren des Babys entwickelt und es beginnt, Töne zu hören. Es hört die Geräusche im Körper seiner Mutter, aber auch die von außen.

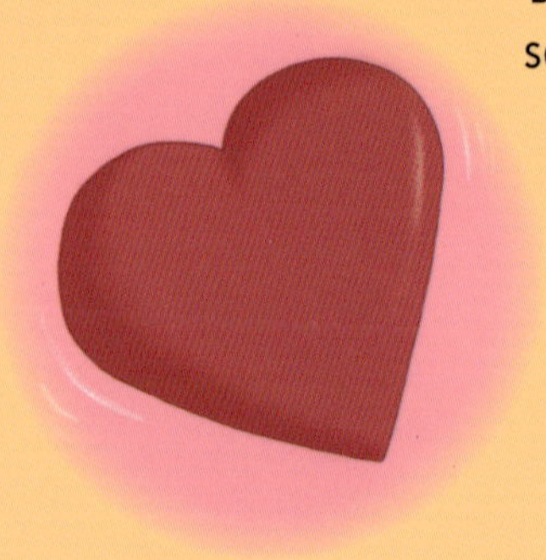

Das Baby kann die Stimme seiner Mutter und auch die seines Vaters erkennen. Es unterscheidet sogar schon die Stimmen seiner Geschwister.

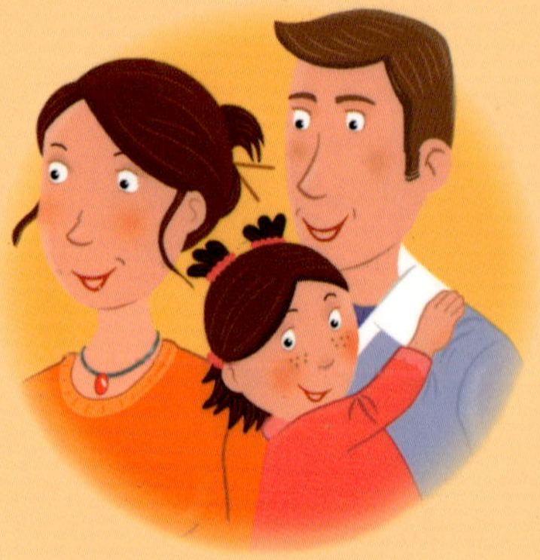

Die Herzschläge seiner Mutter wiegen das Baby in den Schlaf.

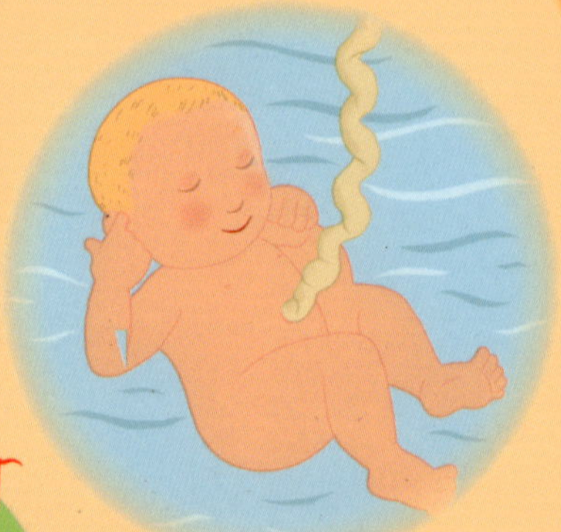

Es hört auch den Lärm von draußen, aber sehr viel gedämpfter.

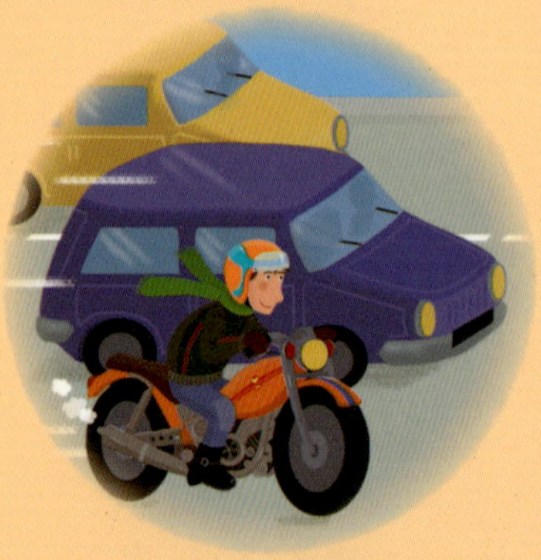

Wenn das Baby Musik hört, reagiert es manchmal mit Bewegungen darauf.

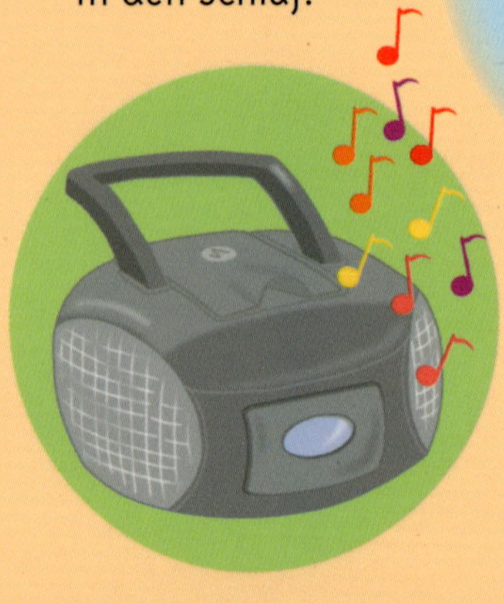

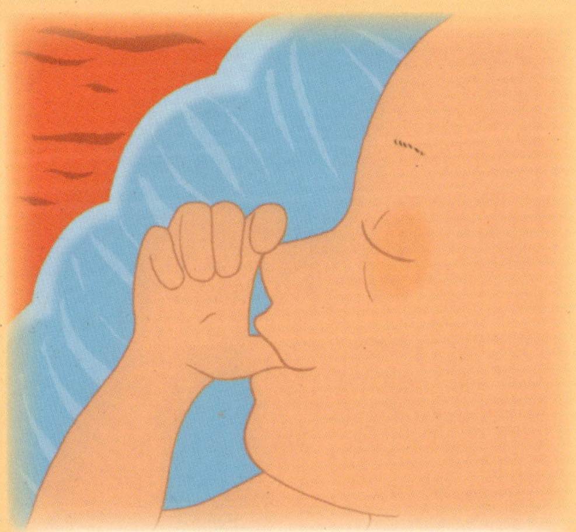

Das Baby schläft viel und nuckelt am Daumen. So lernt es zu saugen. Manchmal schluckt es Fruchtwasser und bekommt dann Schluckauf!

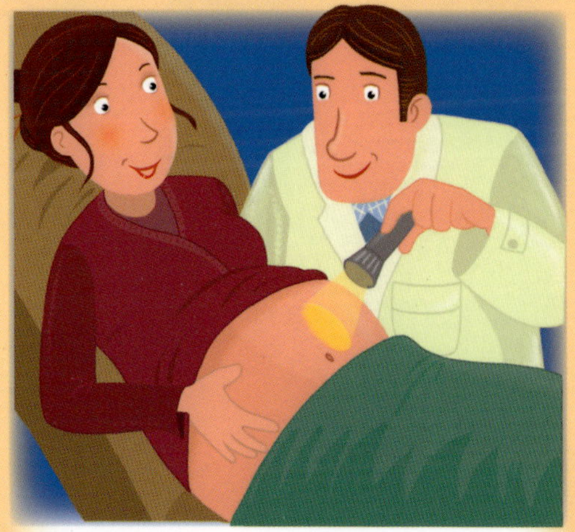

Am Ende der Schwangerschaft öffnet und schließt das Baby die Augen. Richtet man eine Taschenlampe auf Mamas Bauch, dreht es das Gesicht zum Licht.

Das Baby mag keine lauten Geräusche wie zuschlagende Türen, Schreie usw. Sein Herz schlägt dann viel schneller.

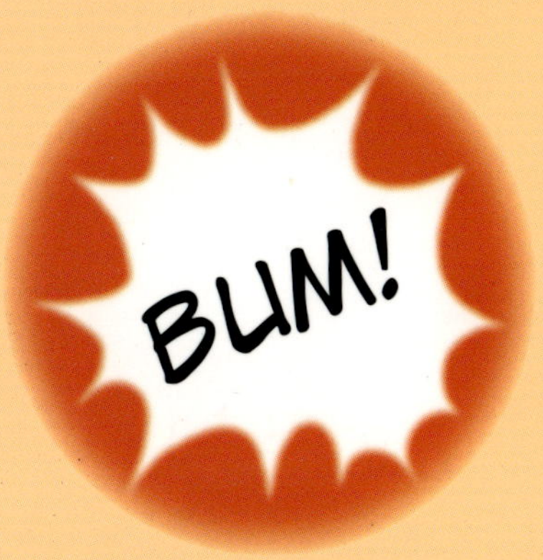

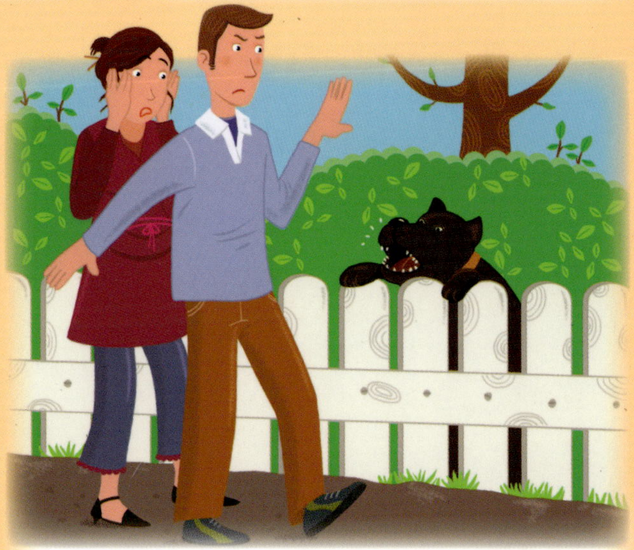

Das Baby fühlt mit seiner Mutter. Wenn sie zufrieden ist, ist es auch zufrieden. Aber wenn sie Angst hat, hat auch das Baby Angst!

Vor der Geburt

Beim ersten Kind gerät das Leben der künftigen Eltern etwas durcheinander. Sie müssen an viele Dinge denken: den Kinderwagen, das Kinderbett, eine Kinderbadewanne …

Es macht Spaß, die Ankunft des Babys vorzubereiten!

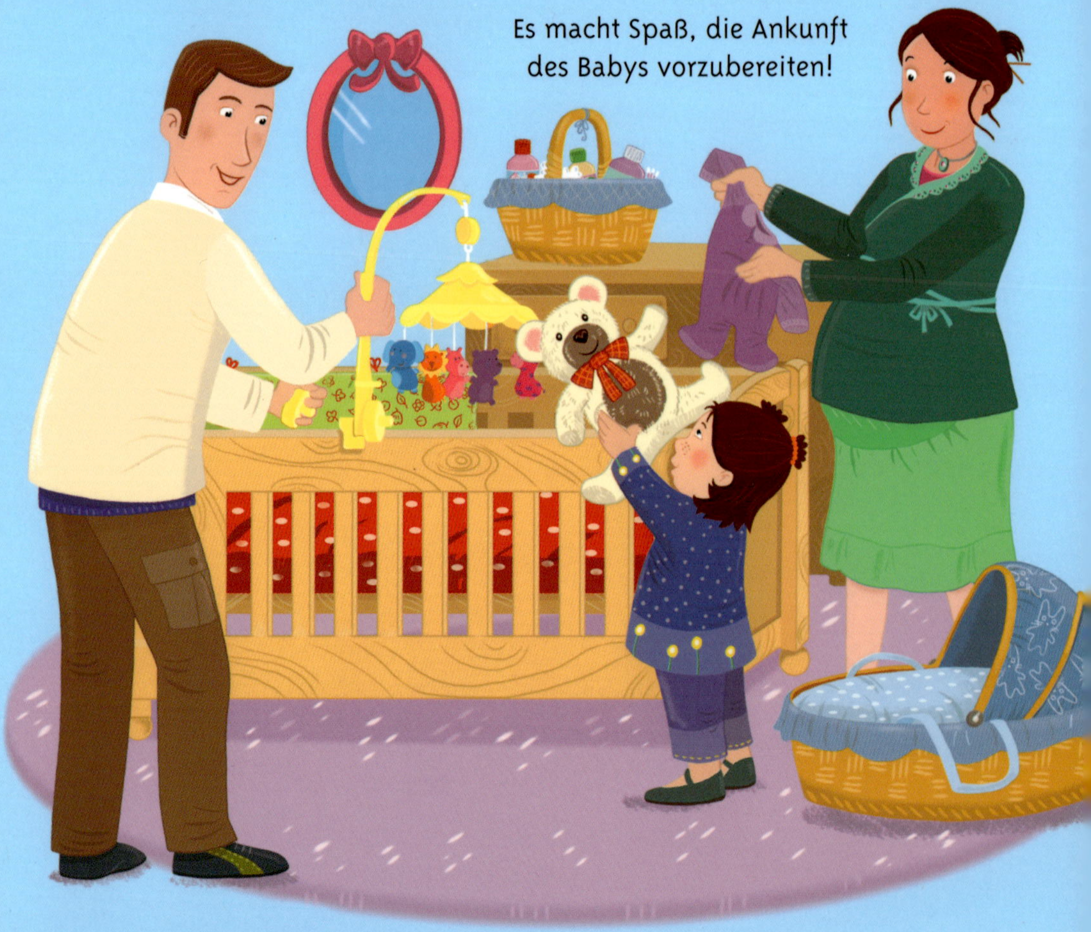

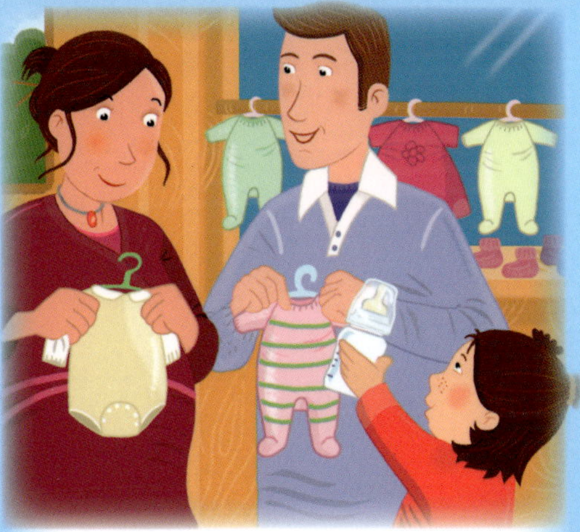

Die Eltern kaufen für das Baby Strampelhöschen, einen Babysack für kalte Tage, Decken, Fläschchen und einen Sterilisator für die Fläschchen.

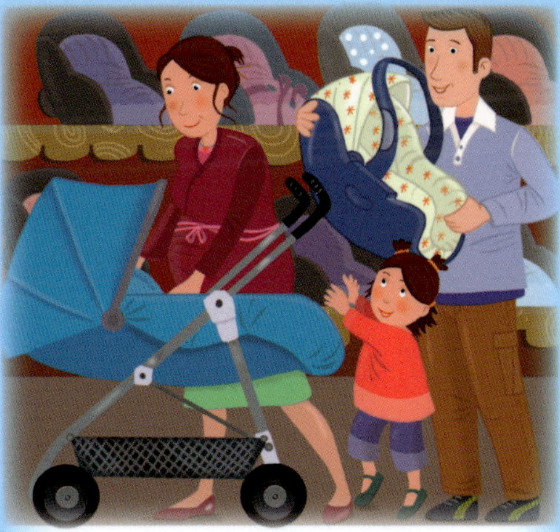

Es wird ein stabiler Kinderwagen gekauft, damit dem Baby nichts passieren kann. Außerdem braucht man einen speziellen Autositz.

Mama packt alles, was sie und das Baby im Krankenhaus brauchen, in einen Koffer.

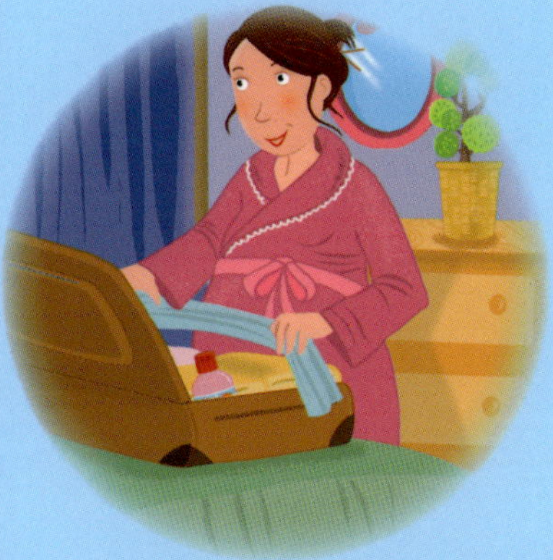

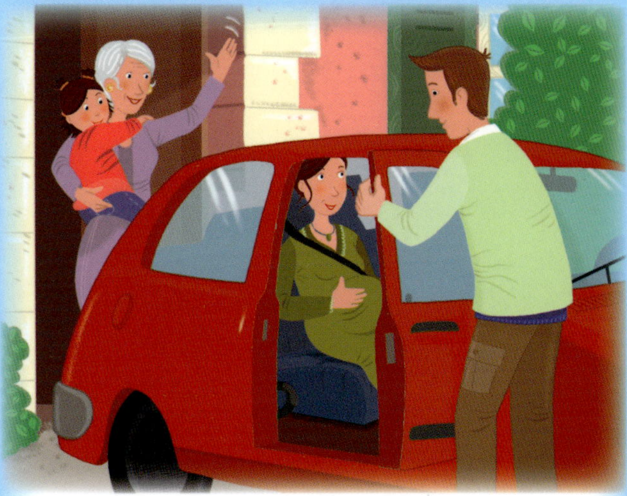

Wenn das Baby zur Welt kommen will, hat Mama ganz starke Bauchschmerzen. Jetzt muss Papa sie schnell ins Krankenhaus bringen.

Die Geburt

Nachdem Mama im Krankenhaus angekommen ist, wird sie in den Kreißsaal gebracht. Alle sind sehr bemüht um sie. Die Geburt dauert einige Stunden.

Viele Väter sind bei der Geburt ihres Kindes dabei. Es ist für sie ein großes Erlebnis!

Mama muss ganz fest pressen, damit das Baby aus dem Bauch kommt.

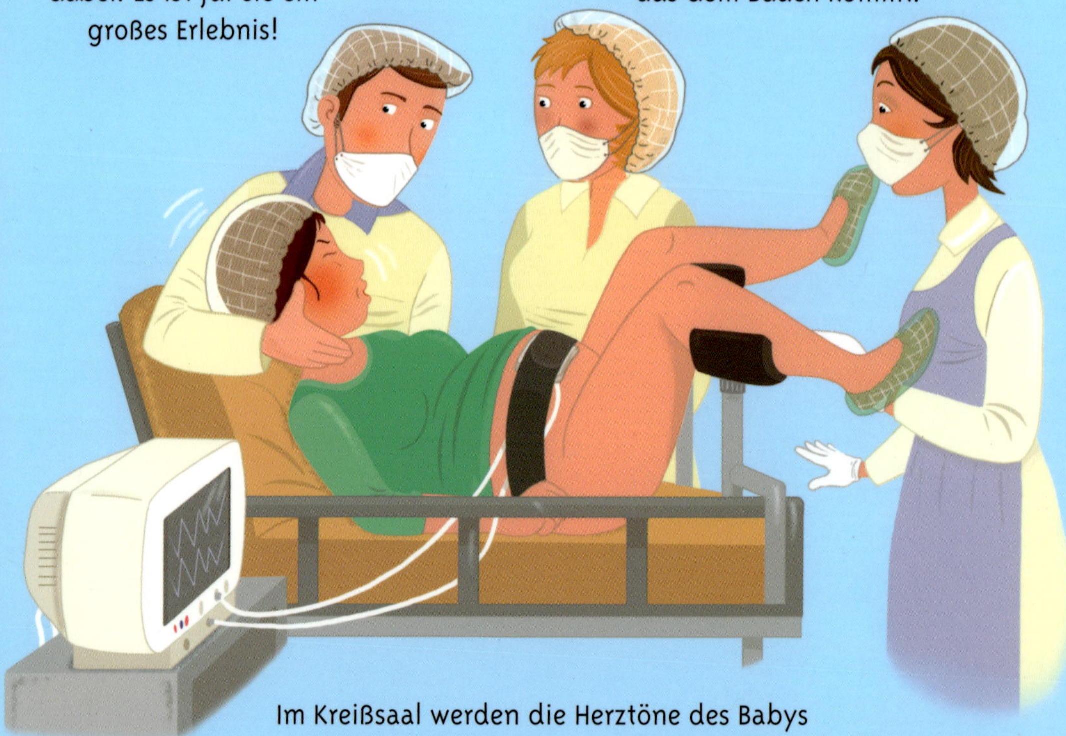

Im Kreißsaal werden die Herztöne des Babys mit einem besonderen Gerät überprüft. Eine Hebamme gibt Mama Anweisungen, damit das Baby gesund auf die Welt kommt.

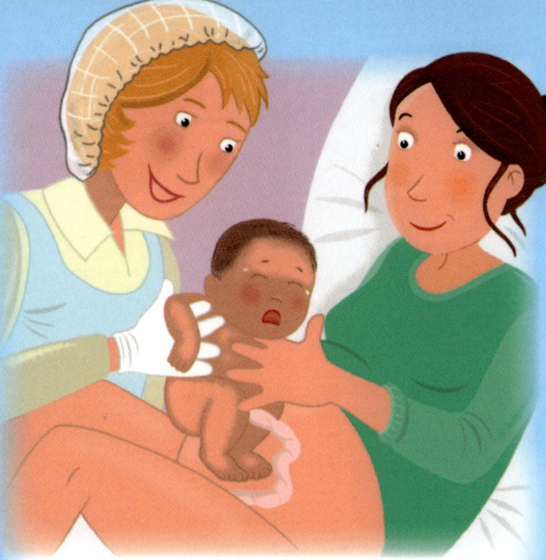

Sofort nach der Geburt macht das Baby seinen ersten Schrei. Dabei atmet es zum ersten Mal. Die Hebamme legt es auf Mamas Bauch.

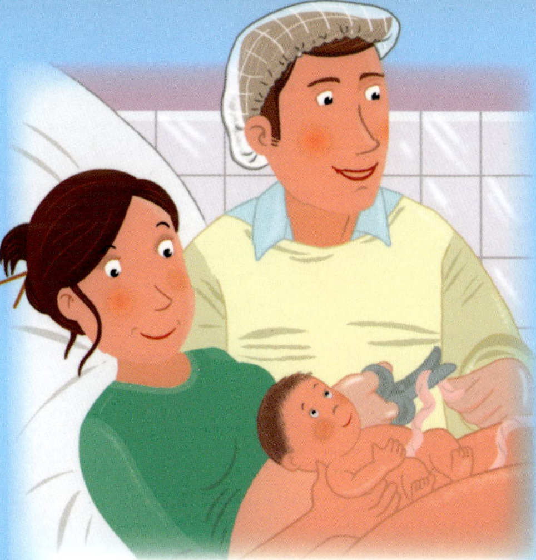

Dann schneidet Papa die Nabelschnur durch, die das Baby mit Mama verbindet. Eine Spur von dieser Schnur behalten wir, es ist der Nabel.

Damit das Baby nicht mit anderen verwechselt werden kann, wird ihm ein kleines Armband am Handgelenk befestigt, auf dem sein Name steht.

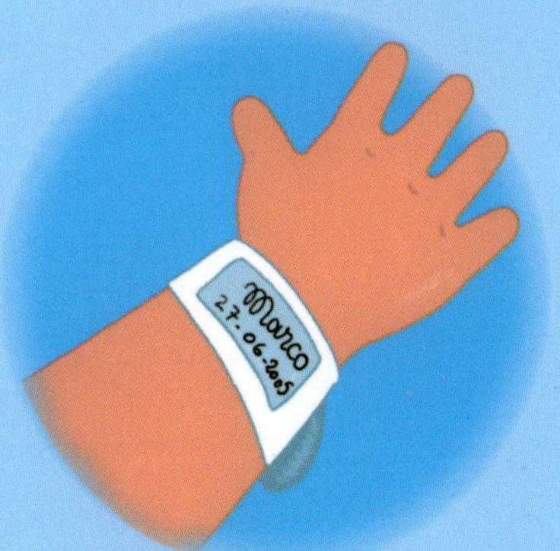

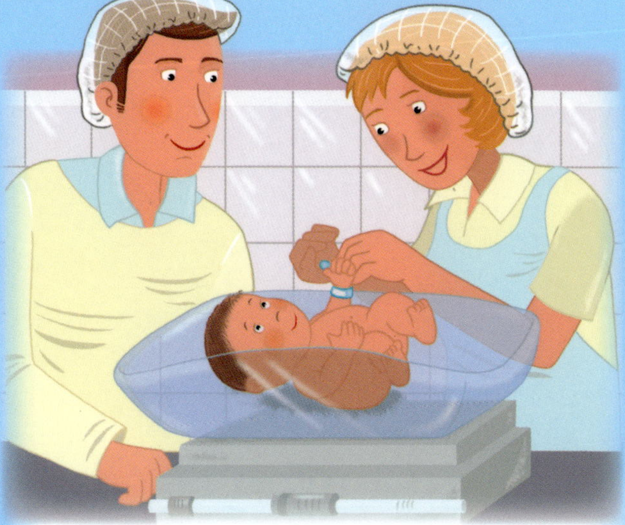

Das Baby wird gebadet, gemessen und gewogen. Der Arzt macht einige Tests, um zu kontrollieren, ob das Baby gesund ist.

Nach der Geburt

Auch wenn das Baby jetzt außerhalb des Körpers seiner Mutter leben kann, so ist es dennoch völlig auf sie angewiesen. Es kann weder laufen noch sprechen noch allein essen. Nach der Geburt bleiben Mutter und Baby noch einige Tage im Krankenhaus.

Einige Stunden nach der Geburt des Babys füllen sich Mamas Brüste mit Milch.

Die ganze Familie kommt, um das Baby zu bewundern.

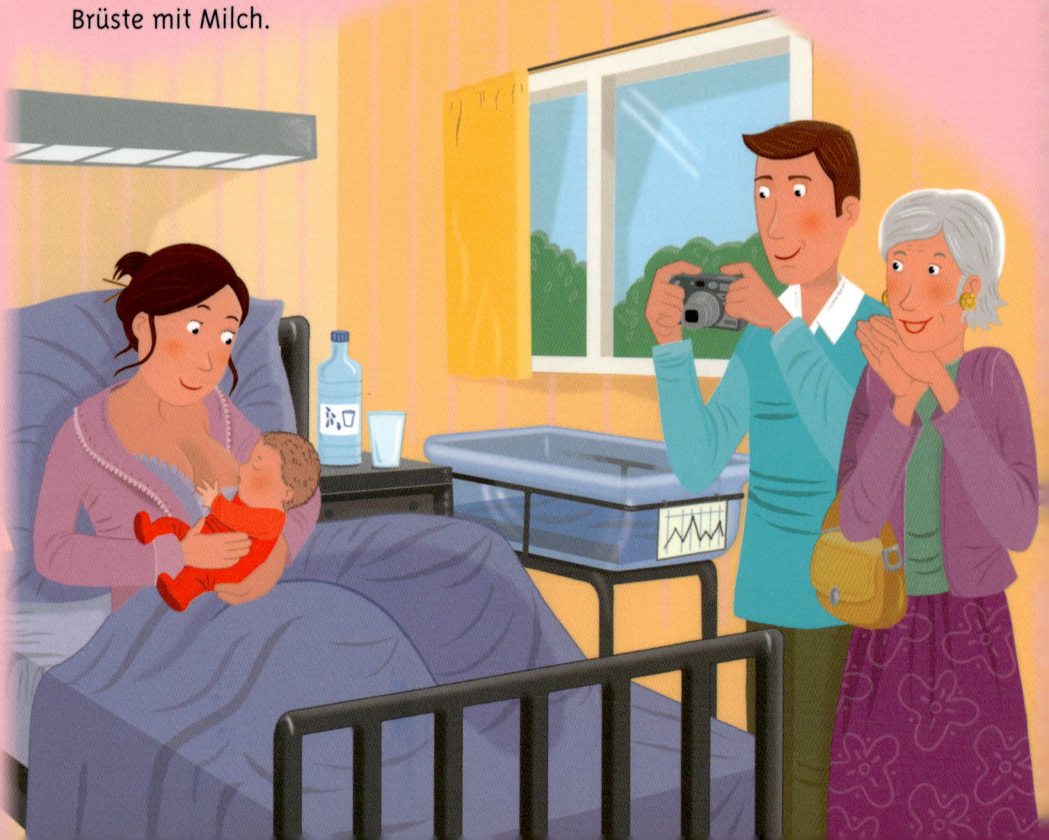

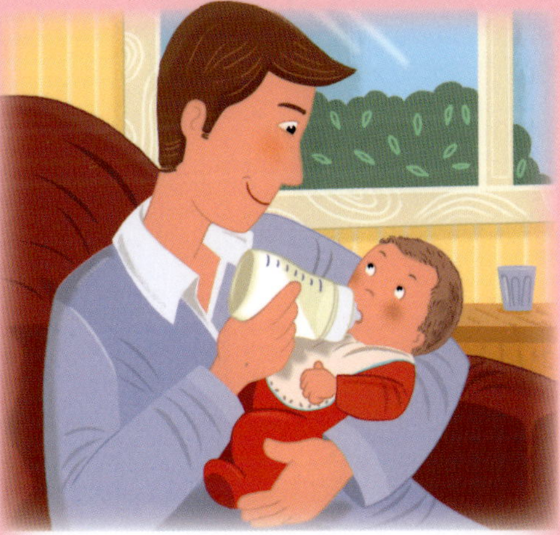

Wenn Mama aus irgendeinem Grund das Baby nicht stillen kann, bekommt es die Flasche. Jetzt kann sich die Familie beim Füttern abwechseln.

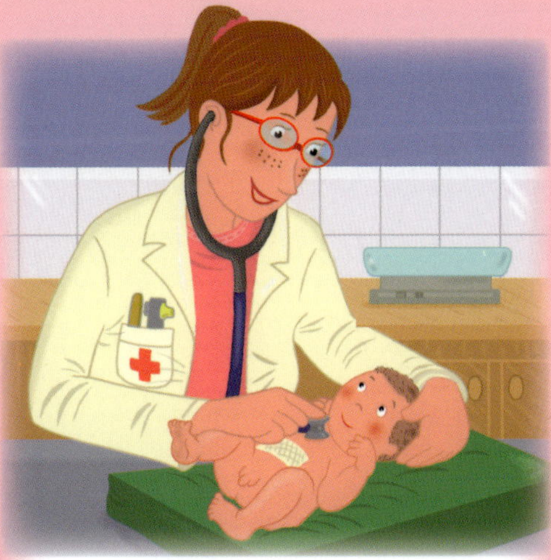

Im Krankenhaus untersucht ein Arzt das Baby jeden Tag. Er kontrolliert, ob es gesund ist und ob es zunimmt.

Babys können nicht sprechen. Weinen ist für sie das einzige Mittel, um mitzuteilen, dass sie Hunger haben, ihnen kalt ist, ihnen etwas weh tut oder ihre Windel voll ist.

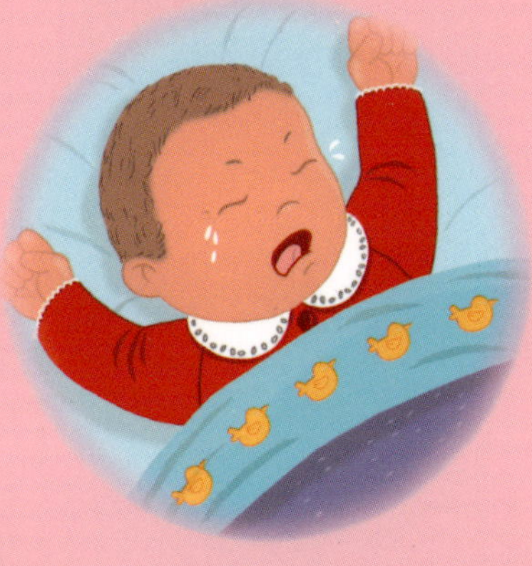

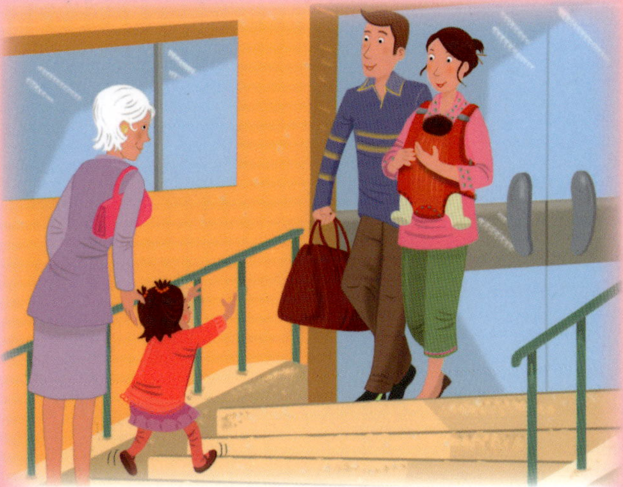

Wenn es der Mama und dem Baby gut geht, können sie nach Hause fahren. Manchmal muss das Baby noch ein paar Tage im Krankenhaus bleiben, um kräftiger zu werden.

Zwillinge

Manchmal erwartet eine Frau gleichzeitig zwei Kinder: Zwillinge. Sie wurden im gleichen Moment gezeugt und werden nacheinander im Abstand von einigen Minuten geboren.

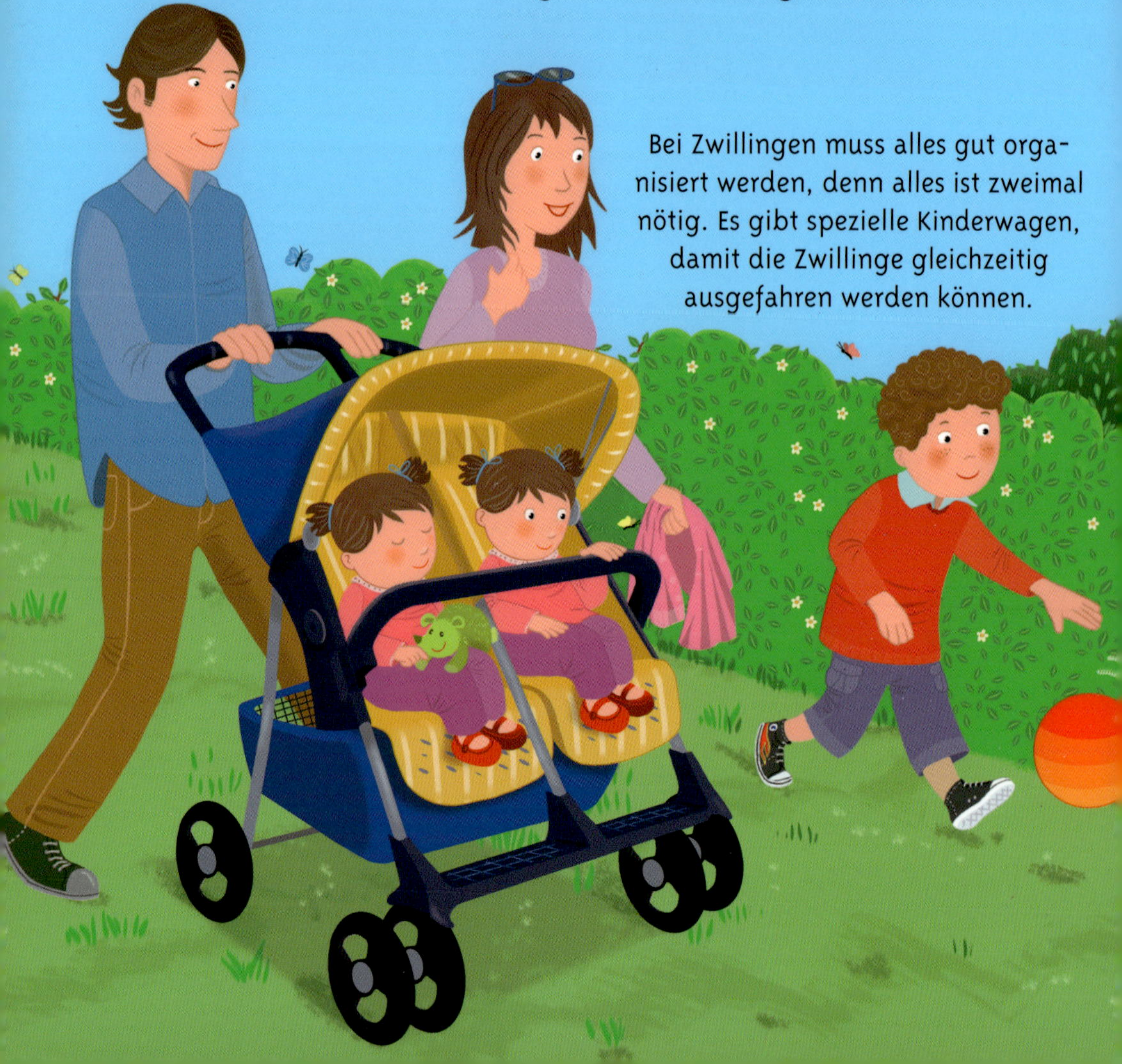

Bei Zwillingen muss alles gut organisiert werden, denn alles ist zweimal nötig. Es gibt spezielle Kinderwagen, damit die Zwillinge gleichzeitig ausgefahren werden können.

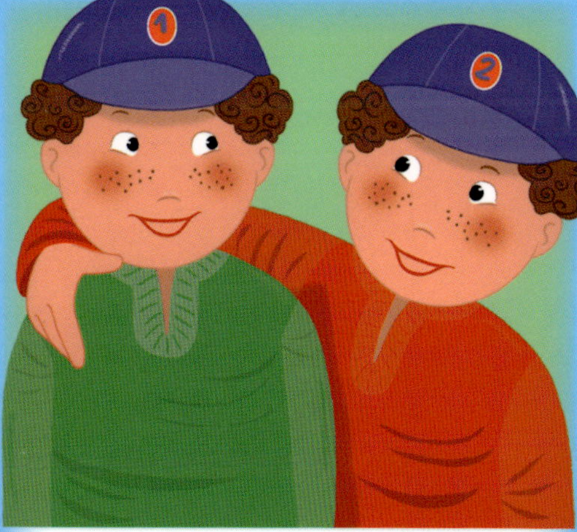

Eineiige Zwillinge haben immer das gleiche Geschlecht: Es sind entweder zwei Jungen oder zwei Mädchen. Sie sehen völlig gleich aus.

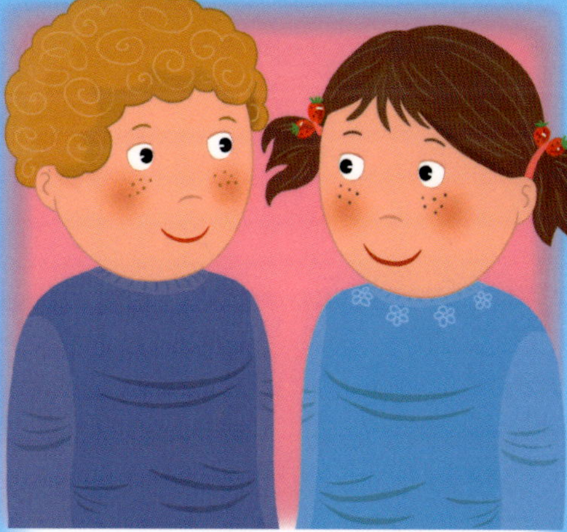

Zweieiige Zwillinge sind wie Geschwister, die zur gleichen Zeit geboren werden. Sie haben nicht immer das gleiche Geschlecht.

Zwillinge wachsen gleichzeitig im Bauch der Mutter heran. Am Ende der Schwangerschaft ist der Bauch sehr groß!

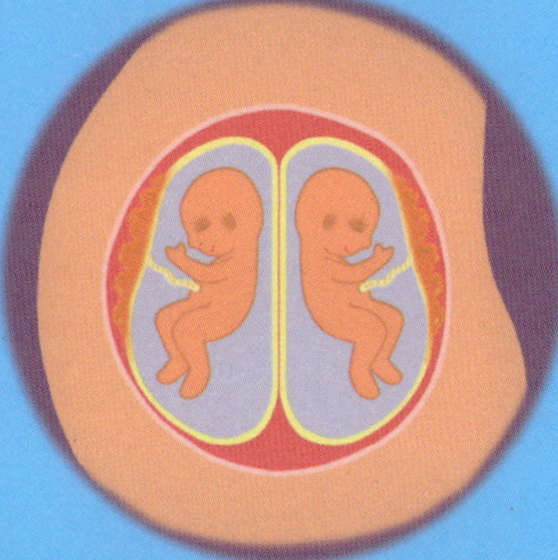

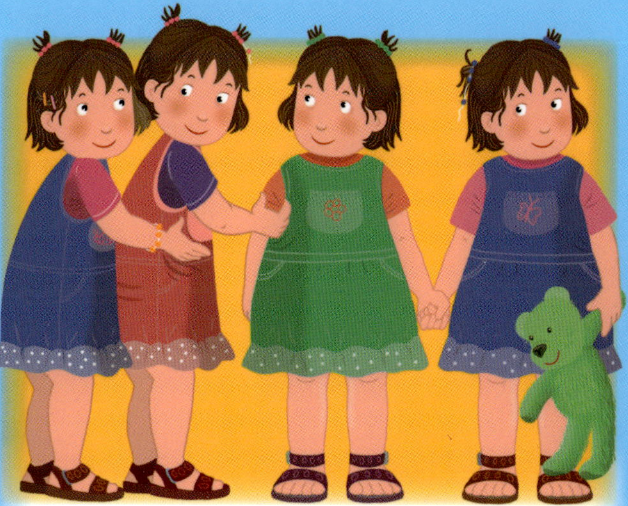

Ganz selten kommt es auch vor, dass eine Frau mehr als zwei Kinder gleichzeitig zur Welt bringt. Wenn es drei sind, heißen sie Drillinge, bei vieren Vierlinge usw.